La Recuperación del Homo Erectus:

Guía auto-quiropráctica para una vida recta

Por: John Mercola

Contenido

<u>Descargo de responsabilidad</u>

La información proporcionada en este libro está destinada únicamente al conocimiento general y a fines informativos. No pretende sustituir el consejo, diagnóstico o tratamiento médico profesional.

El contenido de este libro se basa en investigaciones históricas, anecdóticas y científicas y, aunque se ha procurado garantizar su exactitud, los conocimientos y la comprensión médicos evolucionan constantemente.

Se recomienda encarecidamente a los lectores que consulten con profesionales sanitarios cualificados, como médicos, oncólogos u otros expertos médicos, antes de tomar cualquier decisión o embarcarse en cualquier plan de tratamiento relacionado con el cáncer o cualquier otra afección médica.

La situación médica de cada persona es única, y las decisiones de tratamiento deben tomarse en colaboración con un profesional sanitario que pueda tener en cuenta el historial médico específico, el estado de salud actual y las necesidades individuales del paciente.

El autor y el editor de este libro no se hacen responsables de ningún efecto adverso o consecuencia derivada del uso de la información proporcionada en este libro.

Se recomienda a los lectores que ejerzan un juicio crítico y discreción a la hora de considerar cualquier enfoque de tratamiento alternativo o complementario tratado en este libro.

Este libro sirve como punto de partida para comprender los beneficios potenciales de las terapias naturales en el tratamiento del cáncer, pero no sustituye el asesoramiento médico profesional.

Recuperar el Homo Erectus:

<u>Guía auto-quiropráctica para una vida recta</u>

Hipócrates, Avicena (ابن سينا), y Maimónides (موسى بن ميمون) dan una importancia capital al esqueleto y al estado de la columna vertebral. Ambos procedían de diferentes religiones y culturas (Antigua Grecia, musulmana, judía), pero todos coinciden en una verdad: que el estado de la columna vertebral es de importancia para la salud del cuerpo humano. Ellos sabían intuitivamente que la energía fluye a través de la columna vertebral. Esta medicina moderna ignora la columna vertebral y su estado en la salud y las enfermedades.

Avicena en el Canon de la medicina no pasa por alto una enfermedad u órgano a tratar sin arreglar y curar la subluxación o desviación de las vértebras para restablecer la corriente al órgano que está en agonía actuando como una bombilla parpadeante esperando que llegue la corriente constante para encenderla. Hicieron esto antes de que el Dr. Palmer creara la escuela de medicina quiropráctica o el Dr. Still creara la osteopatía.

No se puede curar o sanar los problemas mecánicos con medicamentos químicos. Si las vértebras T9 o T10 están fuera de orden, no puedes curar los problemas hepáticos con pastillas o suplementos, porque el suplemento la corriente no está ahí. Usted está golpeando un caballo muerto.

La auto-quiropráctica es un enfoque único para la salud de la columna vertebral que permite a las personas tomar el control de su bienestar mediante la práctica de técnicas de auto-ajuste. Este método de bricolaje se centra en curar y alinear las propias vértebras, aliviar las subluxaciones y corregir la postura sin necesidad de costosas sesiones quiroprácticas profesionales. La belleza del autoajuste quiropráctico reside en su accesibilidad: es adecuado tanto para niños como para adultos.

A través de una serie de ejercicios seguros y fáciles de seguir, las personas pueden embarcarse en un viaje de autocuidado, promoviendo no sólo la salud de la columna vertebral, sino también mejorando la vitalidad y el bienestar general.

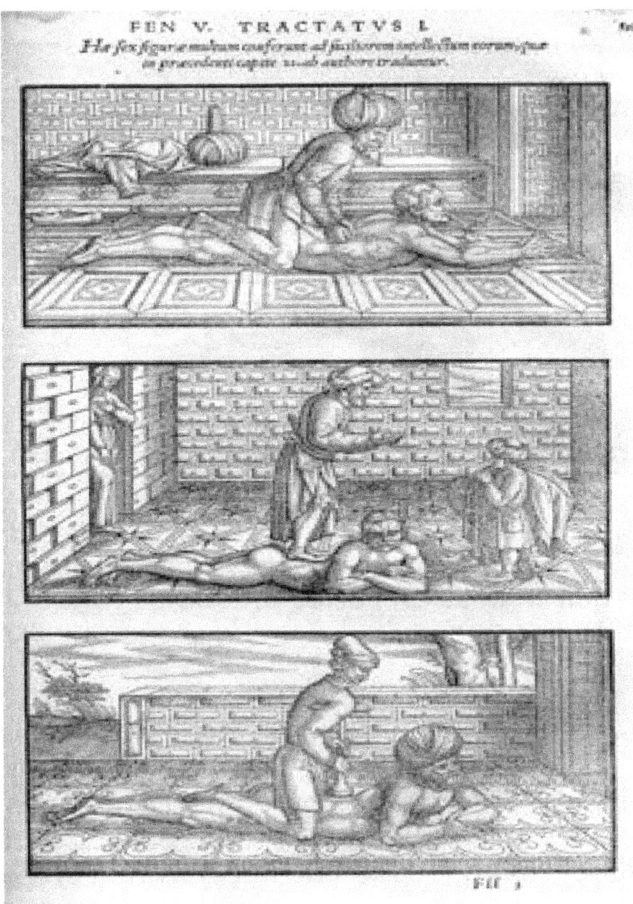

Comprender la autocuración quiropráctica

La quiropráctica es un campo bien establecido de la medicina alternativa que se ocupa principalmente del diagnóstico y tratamiento de los trastornos mecánicos del sistema musculoesquelético, en particular de la columna vertebral. Los cuidados quiroprácticos tradicionales suelen consistir en ajustes manuales realizados por profesionales cualificados. Sin embargo, la auto-quiropráctica ofrece una vía alternativa, permitiendo a los individuos realizar ajustes de la columna vertebral de forma independiente.

La esencia de la autocuración quiropráctica gira en torno a la creencia de que el cuerpo humano tiene una capacidad innata para curarse y mantenerse a sí mismo cuando está correctamente alineado. Mediante la aplicación de técnicas suaves y controladas, las personas pueden estimular este poder curativo innato, abordando problemas menores de la columna vertebral y mejorando su salud y vitalidad en general.

Los principios de la autocirugía quiropráctica

La autocuración quiropráctica se basa en varios principios fundamentales que guían su práctica:

<u>Alineación</u>: El enfoque central de la auto-quiropráctica curativa es la alineación de la columna vertebral. Una alineación adecuada de la columna vertebral es esencial para la salud en general, ya que garantiza que el sistema nervioso pueda funcionar de forma óptima, transmitiendo señales vitales entre el cerebro y el cuerpo.

<u>Alivio de las subluxaciones</u>: Las subluxaciones, que son desalineaciones de las vértebras, pueden provocar molestias y dolor. La autocuración quiropráctica pretende aliviar las subluxaciones mediante técnicas de manipulación suave.

<u>Corrección postural</u>: Una mala postura puede contribuir a diversos problemas de salud, como dolores musculoesqueléticos y movilidad reducida. Los ejercicios de autocuración quiropráctica están diseñados para corregir los problemas posturales, promoviendo una mejor salud de la columna vertebral.

<u>Empoderamiento</u>: La autocuración quiropráctica capacita a las personas para asumir un papel activo en su salud y bienestar. Al aprender y aplicar estas técnicas, las personas pueden reducir su dependencia de los costosos tratamientos quiroprácticos profesionales.

Ejercicios seguros y fáciles de realizar

Una de las principales características de la autocuración quiropráctica es su sencillez. Los ejercicios son seguros y pueden realizarse con facilidad. Cuando se realizan con constancia, estos ejercicios pueden reportar importantes beneficios para la salud de la columna vertebral y la vitalidad general.

Exploremos algunos de los principales ejercicios de autocuración quiropráctica:

<u>Estiramientos de la columna vertebral</u>: Los ejercicios suaves de estiramiento ayudan a mejorar la flexibilidad de la columna vertebral y a aliviar tensiones. Estos ejercicios suelen implicar movimientos de flexión y torsión dirigidos a distintas zonas de la columna vertebral.

<u>Conciencia postural</u>: Tomar conciencia de su postura es el primer paso para corregirla. La autocuración quiropráctica hace hincapié en la importancia de mantener una postura correcta durante las actividades diarias.

<u>Técnicas de respiración</u>: Las técnicas de respiración adecuadas pueden ayudar a la relajación y mejorar la alineación de la columna vertebral. Los ejercicios de respiración profunda pueden incorporarse a su rutina de autocuración quiropráctica.

<u>Movimientos de movilización</u>: Estos movimientos consisten en rotaciones y estiramientos controlados que favorecen la movilidad de la columna vertebral. Pueden ser especialmente útiles para aliviar la rigidez y las molestias.

<u>Automasaje</u>: Las técnicas de masaje suave pueden liberar la tensión en los músculos que rodean la columna vertebral, mejorando aún más la salud de la columna vertebral.

<u>Relajación progresiva</u>: El estrés puede tener un impacto significativo en la salud de la columna vertebral. La autocuración quiropráctica suele incluir ejercicios de relajación para reducir el estrés y la tensión muscular.

<u>Visualización</u>: Las técnicas de visualización pueden utilizarse para centrarse mentalmente en la alineación y la salud de la columna vertebral, fomentando una conexión mente-cuerpo.

Los beneficios de la autocirugía quiropráctica

Practicar a diario ejercicios de autocuración quiropráctica puede reportar una amplia gama de beneficios:

Mejora de la salud de la columna vertebral: El objetivo principal de la auto-quiropráctica es mejorar la salud de la columna vertebral. Al tratar las desalineaciones y subluxaciones, las personas pueden experimentar una reducción del dolor y una mejora de la movilidad.

Mejor postura: La corrección de los problemas posturales puede aumentar la comodidad y reducir la tensión de la columna vertebral. La mejora de la postura también puede aumentar la confianza y el bienestar general.

Reducción del estrés: Muchos ejercicios de autocuración quiropráctica incorporan técnicas de relajación, que pueden ayudar a reducir el estrés y promover una sensación de calma.

Aumento de la vitalidad: Una columna vertebral bien alineada y una tensión muscular reducida pueden aumentar los niveles de energía y la vitalidad general.

Ahorro de costes: Una de las ventajas más significativas de la autocuración quiropráctica es el potencial de ahorro de costes. Al aprender a realizar estas técnicas de forma independiente, las personas pueden reducir su dependencia de la atención quiropráctica profesional.

<u>Empoderamiento</u>: La autocuración quiropráctica capacita a las personas para asumir un papel activo en su salud y bienestar. Fomenta un sentido de autosuficiencia y responsabilidad personal sobre la propia salud.

Precauciones de seguridad

Aunque la autocuración quiropráctica puede ofrecer numerosos beneficios, es fundamental abordarla con cuidado y responsabilidad. La seguridad debe ser siempre la máxima prioridad. Estas son algunas precauciones de seguridad importantes que hay que tener en cuenta al practicar la autocirugía quiropráctica:

<u>Consulta:</u> Antes de comenzar cualquier rutina de curación auto-quiropráctica, es aconsejable consultar con un proveedor de atención médica calificado, particularmente si usted tiene alguna condición médica subyacente o preocupaciones acerca de la salud de la columna vertebral.

<u>Autoevaluación</u>: Comprenda las limitaciones de su cuerpo y escúchelo. Si un ejercicio o ajuste le causa dolor o molestias más allá de una leve sensación de estiramiento, interrúmpalo y acuda a un profesional.

<u>Constancia</u>: La constancia es la clave para obtener beneficios de la autocuración quiropráctica. Sin embargo, excederse puede provocar tensiones o lesiones. Empieza despacio y aumenta gradualmente la intensidad y la duración de los ejercicios.

<u>Técnica adecuada</u>: Asegúrese de que utiliza la técnica adecuada para cada ejercicio. Una forma incorrecta puede tener consecuencias no deseadas o provocar lesiones.

<u>Sepa cuándo buscar ayuda profesional</u>: La autocuración quiropráctica no sustituye a la atención quiropráctica profesional. Si tienes problemas de columna graves o persistentes, es esencial que busques la orientación de un quiropráctico o profesional sanitario con licencia.

<u>Cláusula</u> de exención de <u>responsabilidad</u>: en todo material relacionado con la autocuración quiropráctica debe incluirse una cláusula de exención de responsabilidad bien visible, en la que se haga hincapié en que la información sólo tiene fines educativos y no sustituye al asesoramiento médico profesional.

Incorporar la autocuración quiropráctica a la vida diaria

Para sacar el máximo partido de la autocuración quiropráctica, es importante incorporarla a tu rutina diaria. A continuación te explicamos cómo puedes integrar estas práctlcas en tu vida:

<u>Rutina matutina</u>: Comience el día con unos minutos de ejercicios de autocuración quiropráctica para alinear la columna vertebral y promover una buena postura.

<u>Trabajo de oficina</u>: Si tiene un trabajo de oficina, haga pequeñas pausas para realizar estiramientos o ejercicios de corrección postural a lo largo del día.

<u>Relajación nocturna</u>: Relájate por la noche con ejercicios de relajación y respiración para aliviar el estrés y la tensión.

Constancia: La constancia es la clave para experimentar los beneficios de la autocuración quiropráctica. Conviértalo en un hábito diario y, con el tiempo, notará cambios positivos en la salud de su columna vertebral y en su bienestar general.

Revisiones periódicas: Evalúe periódicamente sus progresos y realice los ajustes necesarios en su rutina. Consulta con un profesional sanitario si tienes dudas o preguntas.

Apoyo al estilo de vida: Complemente su rutina de autocuración quiropráctica con un estilo de vida saludable que incluya una dieta equilibrada, ejercicio regular y un sueño adecuado.

LA IMPORTANCIA DE LA SALUD DE LA COLUMNA VERTEBRAL

La columna vertebral humana es realmente el árbol de la vida :

La columna vertebral está formada por un total de 33 vértebras, nueve de las cuales están fusionadas en el extremo inferior para formar el sacro y el cóccix. Estas vértebras están apiladas, como bloques de construcción, y separadas por discos intervertebrales de cartílago. Cada vértebra tiene una prominente estructura ósea ovalada conocida como cuerpo vertebral. Además, en la parte posterior de la vértebra, situada detrás del cuerpo vertebral, hay una abertura importante que se denomina canal raquídeo. Dentro de este canal espinal discurren la médula espinal y los nervios, que se extienden desde el cerebro hasta el cóccix. Estos nervios actúan como vías de comunicación, transmitiendo señales del cerebro a los músculos y al resto del cuerpo.

Las secciones robustas de las vértebras que forman los laterales del canal raquídeo se denominan pedículos, mientras que el hueso robusto que constituye la parte posterior del canal raquídeo se conoce como lámina. Al tocarse la espalda, puede notar un saliente óseo que sale de la lámina y que se denomina apófisis espinosa.

Cada vértebra forma conexiones con su vértebra vecina a través de tres articulaciones distintas: un disco intervertebral y dos articulaciones facetarias. Las articulaciones facetarias están situadas hacia la parte posterior de la columna vertebral a cada lado, cerca de la lámina. La intrincada interacción entre estas tres articulaciones en todos los niveles de la columna vertebral no sólo confiere a la columna una gran flexibilidad, sino que también garantiza la estabilidad y protege contra las lesiones.

El disco intervertebral, una almohadilla de cartílago flexible, posee una estructura de doble capa. Su núcleo interno se denomina núcleo pulposo, mientras que su capa externa, más dura, se conoce como anillo fibroso. Este disco actúa como amortiguador, facilitando el movimiento y la flexibilidad de la columna vertebral.

Por otro lado, las articulaciones facetarias son articulaciones sinoviales compactas situadas en la cara posterior de la columna vertebral a ambos lados, donde se conectan en las proximidades de la lámina. Estas articulaciones facetarias están envueltas en una robusta cápsula articular externa.

La sección superior de la columna vertebral se denomina columna cervical y consta de un total de 7 vértebras. A excepción de la primera y la segunda vértebras cervicales, cada vértebra de este nivel presenta tres articulaciones: un disco intervertebral orientado hacia delante y dos articulaciones facetarias orientadas hacia atrás. La columna cervical es excepcionalmente flexible, lo que también la hace más susceptible a las lesiones. Además, la columna cervical tiene pequeñas aberturas a ambos lados para alojar un vaso sanguíneo especializado conocido como arteria vertebral, responsable de llevar la sangre al cerebro.

Pasando a la parte media de la columna vertebral, nos encontramos con la columna torácica, que consta de 12 vértebras. Estas vértebras torácicas están estrechamente unidas a las costillas y al esternón. La columna torácica, debido a su limitado rango de movimiento y flexibilidad, es notablemente robusta y tiende a ser resistente a las lesiones.

Descendiendo más por la columna vertebral, llegamos a la columna lumbar, formada por 5 vértebras. En la región lumbar existe una importante amplitud de movimiento en flexión y extensión, aunque la rotación es comparativamente limitada. Estas vértebras lumbares, que son las más grandes de la columna vertebral, soportan la mayor parte del peso del cuerpo y soportan cargas y tensiones considerables. No es de extrañar, por tanto, que la columna lumbar sea la región de la columna vertebral más afectada.

El segmento más bajo de la columna vertebral, firmemente unido a la pelvis, se conoce como sacro. Compuesto por 5 huesos fusionados, el sacro forma una base estable para la columna vertebral. Además, el cóccix, compuesto por 4 pequeños huesos fusionados, constituye el cóccix, marcando la extremidad más baja de la columna vertebral.

Una subluxación vertebral, tal y como la describieron los fundadores de la quiropráctica, D.D. Palmer y B.J. Palmer, se refiere a una condición en la que hay presión sobre los nervios, lo que provoca un funcionamiento anormal y puede causar una alteración en alguna parte del cuerpo, ya sea en su función o en su estructura. Es importante señalar que las subluxaciones no siempre son perceptibles mediante radiografías.

Los quiroprácticos que se adhieren a las enseñanzas tradicionales de Palmer siguen haciendo hincapié en la importancia de la subluxación vertebral y afirman que puede tener un impacto sustancial en la salud. También incorporan un componente visceral a esta definición.

La postura erguida de los humanos, con una postura bípeda sobre las piernas, ofrece una ventaja significativa al liberar las extremidades superiores de las exigencias de la locomoción. Esta liberación permite utilizar las manos para crear y utilizar herramientas. Esta ventaja única, unida a las capacidades cognitivas del Homo sapiens, ha sido decisiva para otorgar a los humanos superioridad intelectual y tecnológica sobre otras especies y criaturas.

Sin embargo, esta postura ventajosa también conlleva sus propios retos. El cuerpo humano, erguido, somete a la columna vertebral a una tensión considerable debido al peso de diversos órganos y de la cabeza. Cualquier levantamiento o movimiento incorrecto puede forzar las vértebras y provocar una subluxación, es decir, una desalineación de las vértebras.

Cuando se produce una subluxación, existe el riesgo de que estas vértebras desalineadas pellizquen los nervios que pasan por las aberturas, conocidas como foramen, entre las vértebras adyacentes.

Es importante comprender que los nervios funcionan como los cables eléctricos: no deben comprimirse ni pellizcarse para funcionar de forma óptima. Incluso una ligera presión sobre los nervios puede impedir su capacidad para transmitir señales con eficacia.

Esta interferencia puede extenderse al control de los nervios sobre los órganos y vasos sanguíneos de diversas partes del cuerpo, lo que en última instancia puede provocar problemas de salud y enfermedades derivadas de una mala postura de la columna vertebral o de una subluxación vertebral.

Muchas dolencias humanas tienen su origen en deformidades y subluxaciones de la columna vertebral. Las enfermedades específicas que se manifiestan a menudo dependen de la localización de estas subluxaciones vertebrales. Entre ellas, las subluxaciones cervicales y dorsales son especialmente preocupantes, ya que pueden alterar por completo el funcionamiento del nervio vago, un componente crucial para la relajación y la curación.

Además, pueden impedir el correcto funcionamiento del hígado, el estómago y el páncreas, provocando una serie de trastornos como gastritis, gastroparesia, síndrome del intestino irritable (SII), diabetes y fatiga crónica.

Cuando los pacientes no son conscientes de estas subluxaciones y sólo experimentan los síntomas físicos asociados a ellas, pueden embarcarse en un viaje de probar diversos medicamentos, hierbas, suplementos e incluso sospechar infecciones o deficiencias nutricionales.

Es posible que recurran a antidepresivos, estimulantes o dietas diferentes en su búsqueda de alivio. Sin embargo, puede que no se den cuenta de que el problema subyacente es de naturaleza mecánica. Para abordarlo con eficacia, deben considerar una perspectiva quiropráctica que se centra en los aspectos mecánicos de su condición.

En algunos casos, los quiroprácticos han logrado resultados notables en el tratamiento de afecciones como la ceguera al tratar la compresión nerviosa en el cuello. Han aliviado con éxito los síntomas del síndrome del intestino irritable ajustando las vértebras torácicas y dorsales.

El trastorno de estrés postraumático ha mejorado al corregir la postura del cuello. Incluso afecciones como las hernias de hiato han experimentado mejoras mediante la corrección de subluxaciones y el alivio de los nervios que controlan el diafragma.

El Dr. Suzuki Kuny, en su libro "Health Revolution", compartió su viaje personal para superar la epilepsia. Por un golpe de suerte, se topó con una revelación sorprendente: el desencadenante de su epilepsia era un coxis desalineado, una parte fundamental de la columna vertebral.

Gracias a la corrección de la alineación de su coxis, no sólo consiguió curarse de la epilepsia, sino que también se liberó de la dependencia de numerosos medicamentos ineficaces recetados por sus profesionales sanitarios. Estos medicamentos no sólo no habían aliviado su enfermedad, sino que habían contribuido a la aparición de dolencias iatrogénicas, como problemas gastrointestinales y dolor.

El Dr. Kuny subrayó que, gracias a los ajustes de la columna vertebral y el coxis, experimentó una recuperación completa, y se sintió obligado a compartir su extraordinario testimonio en su libro en beneficio de los demás.

En las páginas de este libro exploraremos una selección de ejercicios que ahorran tiempo y son adaptables a cualquier persona en cualquier lugar. Estos ejercicios tienen el potencial de vigorizar y alinear eficazmente la columna vertebral.

Algunos de estos ejercicios no requieren equipo especial y pueden realizarse de forma independiente, mientras que otros pueden necesitar la ayuda de un dispositivo, lo que los hace accesibles incluso para personas con problemas de salud.

El concepto subyacente y el fundamento de estos ejercicios se basan en el deseo de devolver a la columna vertebral a un estado de relajación, libre de las cargas y subluxaciones que puedan haberse acumulado a lo largo del tiempo.

El objetivo es devolver a su columna vertebral el estado vibrante, flexible y bien alineado que tenía antes.

LOS EJERCICIOS

El ejercicio del pez dorado:

El ejercicio del Pez Dorado, atribuido a su inventor Katsuzo Nishi y componente vital de sus seis leyes de la salud, sirve para el ajuste vertebral y la corrección de subluxaciones. Su nombre, "ejercicio del pez dorado", se debe a la semejanza de los movimientos del cuerpo humano durante el ejercicio con los de un pez dorado nadando.

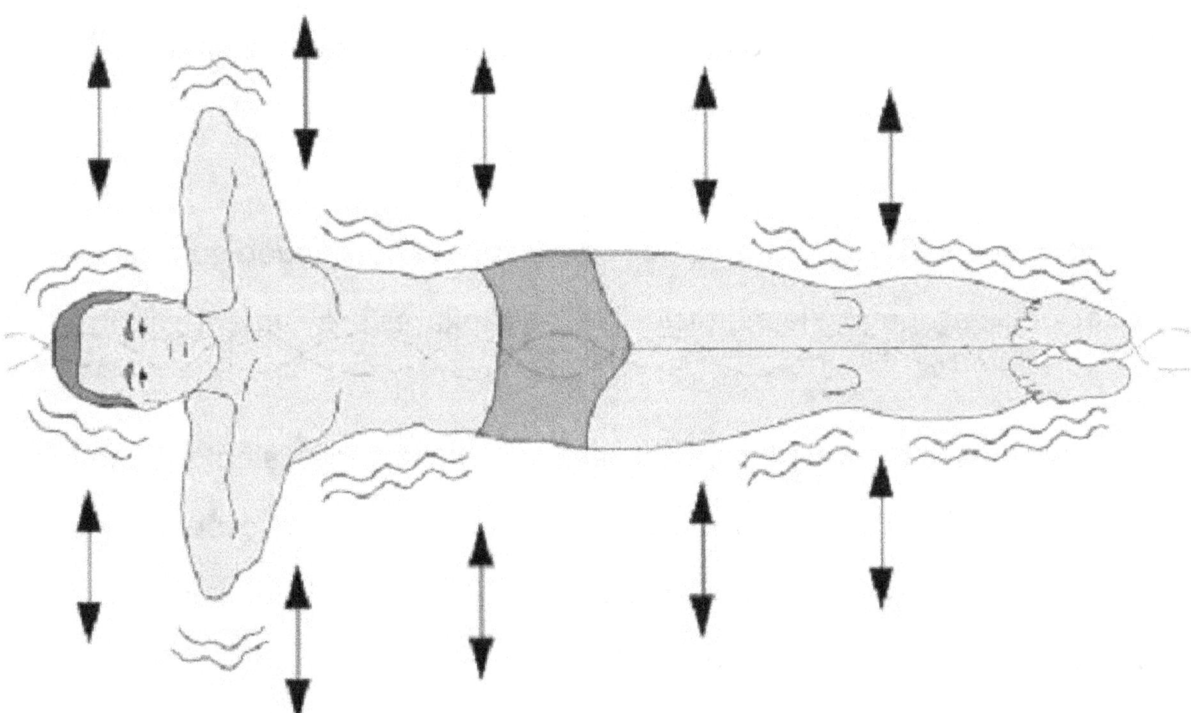

Como ya se ha explicado, nuestros nervios se extienden desde los lados izquierdo y derecho de la columna vertebral. Durante la realización de este ejercicio, cada vez que la columna se dobla hacia la derecha, aumenta la libertad y los impulsos nerviosos en el lado izquierdo. A la inversa, cuando la columna se inclina hacia la izquierda, se ensanchan los forámenes (aberturas) del lado derecho entre las vértebras, liberando los nervios y aumentando la fuerza de los impulsos en ese lado. Al balancearse alternativamente a izquierda y derecha, los impulsos nerviosos se hacen cada vez más pronunciados en ambas direcciones. Es similar a un impulso eléctrico que emana del centro de la columna vertebral y se propaga hacia los lados izquierdo y derecho.

Este fenómeno provoca la constricción de los capilares de todo el cuerpo mientras se realiza el ejercicio. Además, favorece una distribución equilibrada de los impulsos nerviosos por todo el cuerpo, promoviendo la simetría en la inervación.

El ejercicio también facilita el retorno de la sangre de las piernas al corazón, beneficiando la circulación sanguínea y el sistema cardiovascular. Además, ayuda al movimiento de la linfa, contribuyendo a aliviar los edemas estancados.

Al finalizar el ejercicio, suele experimentarse una sensación de hormigueo en todo el cuerpo. Esta sensación se atribuye a la dilatación de los capilares previamente contraídos.

La oscilación de la columna vertebral no sólo corrige las subluxaciones, sino que también contribuye al reposicionamiento de muchos órganos corporales. En consecuencia, este ejercicio resulta muy beneficioso para afecciones como la gastroptosis, en la que los órganos se han desplazado de su posición normal.

Para empezar, túmbese boca arriba. A continuación, flexione suavemente los dedos de los pies hacia las rodillas, formando un ángulo agudo, al tiempo que se asegura de que ambas plantas de los pies permanecen niveladas. Coloque las manos cruzadas contra la cuarta o teta vértebra cervical (cerca del cuello). Manteniendo esta postura, cree un movimiento de balanceo similar al de un pez nadando. Dedica uno o dos minutos a practicar este ejercicio cada mañana y cada noche.

Después de tratar las subluxaciones de las vértebras hacia fuera y hacia dentro utilizando una cama plana y asegurando la curvatura fisiológica de las vértebras cervicales con una almohada sólida, es hora de tratar la escoliosis (subluxación lateral) con el ejercicio del pez dorado.

Este ejercicio en particular ayuda a rectificar la desalineación de las salidas vertebrales a través de las cuales emergen los nervios espinales. Esta corrección alivia la presión indebida sobre estos nervios y mitiga la parálisis de los nervios periféricos. En consecuencia, contribuye a mejorar el funcionamiento general del sistema nervioso y a regular la circulación sanguínea.

Además, este ejercicio favorece un movimiento intestinal regular, reduciendo el riesgo de torsión u obstrucción intestinal. Esto, a su vez, favorece el funcionamiento fisiológico de los intestinos.

Además, ayuda a armonizar los desequilibrios entre los lados izquierdo y derecho del cuerpo causados por movimientos profesionales, deportes y otras actividades. Con el tiempo, fomenta un equilibrio armonioso entre el cuerpo y la mente.

Para realizar el ejercicio del pez dorado con eficacia, es esencial una relajación completa. Como alternativa, se puede sujetar un par de muletas altas y balancear suavemente las caderas de un lado a otro para eliminar las distorsiones de la columna vertebral antes de intentar el ejercicio estándar del pez dorado. Al aplicar este ejercicio a un paciente, un ayudante puede sujetar los tobillos del paciente y sacudirlos suavemente lateralmente para conseguir el efecto deseado.

Para las personas a las que el ejercicio Goldfish les resulte difícil, existe un dispositivo muy útil conocido como Chi Machine. Este dispositivo es muy fácil de usar, con un diseño que incluye asas para cada tobillo y la capacidad de oscilar suavemente el cuerpo de izquierda a derecha.

Para utilizar la Máquina de Chi, todo lo que se necesita es reclinarse sobre la espalda, colocar los tobillos en los soportes y activar la máquina. Existen diversas variantes de máquinas de Chi, todas ellas basadas en el mismo principio fundamental.

Sin embargo, algunos modelos ofrecen funciones adicionales, como el control de velocidad, que resulta especialmente beneficioso para las personas mayores o enfermas que pueden necesitar ajustar la velocidad de oscilación. Además, algunas máquinas vienen equipadas con temporizadores, lo que le permite establecer una duración específica para que la máquina lleve a cabo sus suaves oscilaciones corporales.

La Máquina Chi ofrece una experiencia profundamente relajante y rejuvenecedora, combatiendo eficazmente la fatiga. Revitaliza el cuerpo y ayuda a lograr una postura más erguida.

The Mid Position

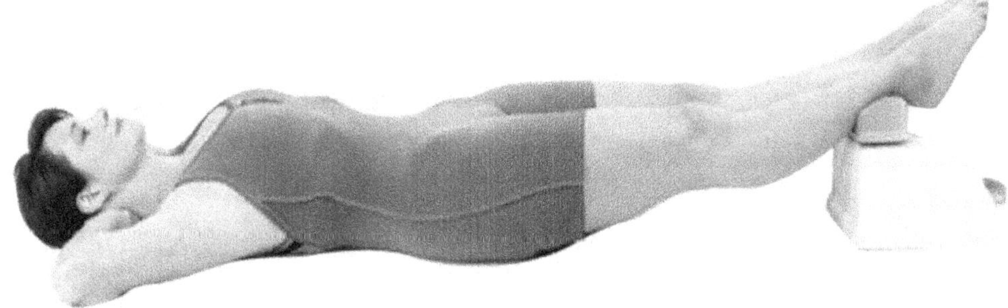

The Goldfish Position

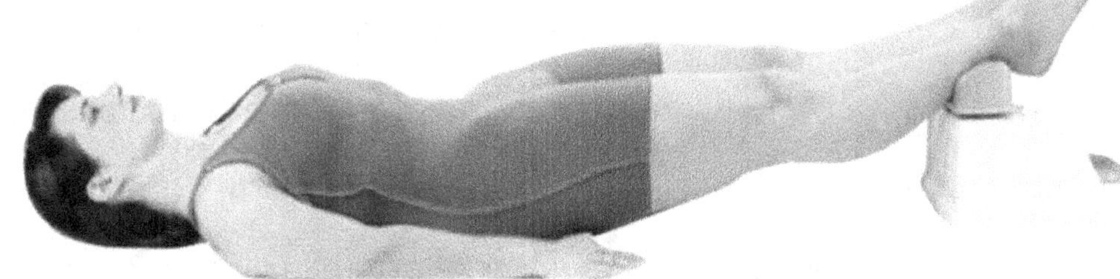

The Stretched Back Position

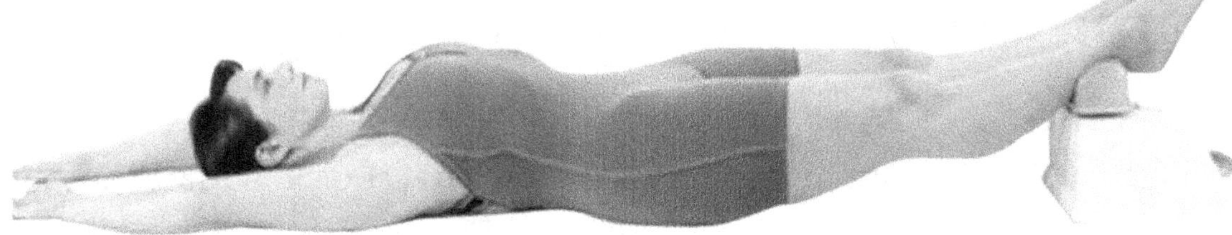

Segundo ejercicio

Dormir boca arriba en una cama dura:

"l'ami de la colonne faible est le plan dur, table ou lit a matelas mince sur planches." Dr. Andre de Sambucy, Gymnastique corrective et traitement respiratoire, página 120.
" El mejor amigo de la columna vertebral débil es una cama plana dura" Dr. Andre de Sambyc, Gimnasia correctiva y terapia respiratoria.

Otra herramienta valiosa para el ajuste de la columna vertebral no es un ejercicio, sino una postura específica para dormir. Dormir boca arriba puede alinear eficazmente la columna vertebral, ya que la superficie firme de la cama ejerce presión sobre las apófisis espinosas, favoreciendo la perfecta alineación de todas las vértebras torácicas y lumbares. Esta alineación no sólo repercute positivamente en la salud de la columna vertebral, sino que también mejora la eficacia del hígado.

Las personas que adoptan el hábito de dormir boca arriba a menudo se despiertan sintiéndose renovadas y vigorizadas por la mañana, gracias a la mejora de la funcionalidad del hígado. Esta postura permite a los órganos del cuerpo adoptar sus posiciones naturales sin ejercer presión unos sobre otros. Por el contrario, dormir sobre el lado izquierdo puede provocar que el hígado presione contra el corazón, el estómago, el páncreas y los pulmones, pudiendo causar dificultades respiratorias. En el lado derecho, el hígado se enfrenta a la presión del corazón y el estómago.

Dormir boca arriba también ayuda en el proceso de retorno venoso, facilitando el retorno de la sangre al corazón. Además, esta posición para dormir, especialmente sobre una superficie firme como un suelo duro, puede ayudar a tratar las subluxaciones lumbares, favoreciendo el funcionamiento eficaz de los riñones, los órganos sexuales y las extremidades inferiores. Notablemente, este método de dormir tiene el potencial de proporcionar un alivio rápido del dolor del nervio ciático.

Según Katsuzo Nishi, dormir sobre un suelo duro mejora el sistema inmunitario al garantizar que los nervios y los vasos sanguíneos se distribuyan uniformemente por la superficie de descanso. Esto, a su vez, estimula la producción de iones vitales en el cuerpo, fomentando una mayor vitalidad.

En su libro " la ingeniería de la Salud Nishi " sobre el mal plano, Nishi mencionó que Entre las diversas vértebras de la columna vertebral, ciertas posiciones son particularmente susceptibles a las subluxaciones desfavorables. La primera y cuarta vértebras cervicales son notablemente vulnerables a la subluxación. Si se produce una subluxación en la primera vértebra cervical, puede tener repercusiones importantes en diversas partes del cuerpo, como los ojos, la cara, el cuello, los pulmones, el diafragma, el estómago, los riñones, la glándula suprarrenal, el corazón, el bazo y los intestinos. Por otro lado, es más probable que la subluxación en la cuarta vértebra cervical afecte a los ojos, la cara, el cuello, los pulmones, el diafragma, el hígado, el corazón, el bazo, la glándula suprarrenal, la nariz, el corazón, los dientes y la garganta, entre otros.

Dentro de las vértebras torácicas, la segunda, la quinta y la décima son especialmente propensas a la subluxación. La subluxación de la segunda vértebra torácica puede afectar a los pulmones y la pleura. Si se produce en la quinta vértebra torácica, pueden surgir problemas en los ojos, la garganta, el estómago y la glándula tiroides. La subluxación de la décima vértebra torácica puede provocar trastornos en los ojos, el corazón, los riñones, los intestinos y la nariz, entre otros.

Pasando a las vértebras lumbares, la segunda y la quinta vértebras están predispuestas a la subluxación. La subluxación de la segunda vértebra lumbar puede manifestarse como afecciones como inflamación de la vejiga, apendicitis y problemas relacionados con los órganos sexuales. En el caso de la subluxación de la quinta vértebra lumbar, puede estar asociada a problemas en el ano, que pueden dar lugar a afecciones como las hemorroides.

Aunque las vértebras mencionadas son especialmente propensas a la subluxación desde una perspectiva dinámica, es importante señalar que factores externos, exigencias laborales, lesiones u otras causas pueden provocar una subluxación en cualquiera de las vértebras. En consecuencia, una amplia gama de enfermedades o trastornos pueden atribuirse a la desalineación de la columna vertebral. A la inversa, incluso trastornos menores en órganos internos pueden dar lugar a condiciones indeseables dentro de la columna vertebral.

En su libro "La clave del rejuvenecimiento", Mary Ellison revela que la clave para rejuvenecer su cuerpo y su aspecto facial fue una práctica sencilla: dormir boca arriba sobre una superficie firme, como un suelo duro.

Si padeces reflujo ácido, puedes elevar ligeramente la cama alrededor de la cabeza mientras duermes boca arriba sobre un suelo duro. Algunas personas, por alguna razón, pueden agravar su reflujo ácido cuando duermen boca arriba. Así que elevar la cama por el lado de la cabeza puede ayudarles con este problema.

<u>LA TERCERA HERRAMIENTA</u>

<u>El dispositivo de tracción cervical :</u>

El cuello es un vínculo importante entre el resto del cuerpo y la cabeza. Es un vínculo neurológico. Es un puente circulatorio y un pilar que sostiene la cabeza por encima del cuerpo.

Parece que la subluxación de las vértebras del cuello puede ser la causa de numerosas enfermedades.

Un masaje en el cuello realizado por el osteópata danés Stanley Rosenberg fue suficiente para curar a un niño autista de su autismo. Sí. Lo has entendido bien.

¿Podría la disfunción del bulbo raquídeo ser un factor que contribuya al autismo? El Dr. Stanley Rosenberg afirma haber tratado con éxito a un niño estadounidense con autismo utilizando técnicas de masaje en el cuello, como se muestra en el siguiente vídeo.

El Dr. Ali Musaraf, médico de origen indio que ejerce en el Reino Unido, analiza la importancia de la salud del cuello en su libro "The Neck Connection". Destaca la delicada naturaleza del riego sanguíneo en el cuello y cómo cualquier interrupción en el suministro de sangre, que provoque una insuficiencia de glucosa y oxígeno, puede afectar al bulbo raquídeo. Sugiere que unas sencillas técnicas de masaje en el cuello pueden ayudar a restablecer el flujo sanguíneo adecuado y aliviar potencialmente diversos problemas de salud.

El Dr. Bodo Kuklinski, biohacker alemán especializado en mitocondrias, comparte una perspectiva similar. Afirma que la circulación del cuello desempeña un papel crucial en el funcionamiento óptimo del bulbo raquídeo y llega a afirmar que la terapia de masaje del cuello puede contribuir a restablecer la función mitocondrial. Su libro "Your Neck - the 'Weakest Link': Causas, efectos y terapia eficaz", profundiza en estas ideas.

Estos debates establecen paralelismos con el famoso médico español Asuero, conocido por sus extraordinarios tratamientos, a menudo considerados milagrosos. Algunas personas que estaban postradas en sillas de ruedas recuperaron la capacidad de caminar tras someterse a la terapia nasal con corriente galvánica de Asuero, cuyo objetivo era restaurar la función del bulbo raquídeo.

En resumen, varios expertos y profesionales sugieren que abordar la salud y la circulación del cuello mediante técnicas de masaje podría tener beneficios terapéuticos de gran alcance, como el restablecimiento de la función del bulbo raquídeo y la mitigación de ciertas afecciones.

Un dispositivo de tracción cervical es un aparato médico diseñado para proporcionar tracción o descompresión a la columna cervical, que es la región de la columna situada en el cuello. Estos dispositivos se utilizan en entornos médicos con fines terapéuticos y también pueden prescribirse para uso doméstico en algunos casos.

El objetivo principal de la tracción cervical es aliviar la presión sobre las vértebras cervicales, los discos y las estructuras circundantes, como los nervios y los tejidos blandos. Esto puede ser beneficioso para varias condiciones médicas y síntomas, incluyendo:

Un dispositivo de tracción cervical es un aparato médico diseñado para proporcionar tracción o descompresión a la columna cervical, que es la región de la columna situada en el cuello. Estos dispositivos se utilizan en entornos médicos con fines terapéuticos y también pueden prescribirse para uso doméstico en algunos casos.

El objetivo principal de la tracción cervical es aliviar la presión sobre las vértebras cervicales, los discos y las estructuras circundantes, como los nervios y los tejidos blandos.

Esto puede ser beneficioso para varias condiciones médicas y síntomas, incluyendo:

Dolor de cuello: La tracción cervical puede ayudar a aliviar el dolor de cuello causado por afecciones como la hernia discal cervical, la estenosis cervical o los espasmos musculares.

Compresión nerviosa: Si un nervio de la columna cervical está comprimido o pinzado, la tracción puede ayudar a reducir la presión y aliviar síntomas como la irradiación del dolor, el entumecimiento o el hormigueo hacia los brazos y las manos.

Radiculopatía cervical: Esta afección consiste en la irritación o compresión de las raíces nerviosas de la columna cervical, lo que a menudo provoca dolor o debilidad en el brazo. La tracción cervical puede proporcionar alivio.

Espondilosis cervical: También conocida como artrosis cervical, esta afección implica la degeneración de las vértebras y los discos cervicales. La tracción puede ayudar a controlar el dolor y mejorar la movilidad.

Tensión muscular y espasmos: La tracción cervical puede ayudar a relajar los músculos del cuello y reducir los espasmos musculares.

La tracción cervical puede administrarse mediante diversos métodos, como la tracción manual realizada por un profesional sanitario, los dispositivos mecánicos o las unidades de tracción a domicilio. Los dispositivos de tracción cervical domésticos están diseñados para su autoadministración bajo la supervisión de un profesional sanitario.

Estos dispositivos suelen consistir en un arnés o collarín que se coloca alrededor del cuello y se conecta a un peso, presión de aire o sistema mecánico que tira suavemente del cuello, creando una fuerza de estiramiento o descompresión. La duración y la intensidad de la tracción cervical vienen determinadas por el estado del paciente y las recomendaciones del profesional sanitario.

Un dispositivo de tracción cervical es un aparato médico diseñado para proporcionar tracción o descompresión a la columna cervical, que es la región de la columna situada en el cuello. Estos dispositivos se utilizan en entornos médicos con fines terapéuticos y también pueden prescribirse para uso doméstico en algunos casos.

El objetivo principal de la tracción cervical es aliviar la presión sobre las vértebras cervicales, los discos y las estructuras circundantes, como los nervios y los tejidos blandos.

Esto puede ser beneficioso para varias condiciones médicas y síntomas, incluyendo:

Dolor de cuello: La tracción cervical puede ayudar a aliviar el dolor de cuello causado por afecciones como la hernia discal cervical, la estenosis cervical o los espasmos musculares.

<u>Compresión nerviosa</u>: Si un nervio de la columna cervical está comprimido o pinzado, la tracción puede ayudar a reducir la presión y aliviar síntomas como la irradiación del dolor, el entumecimiento o el hormigueo hacia los brazos y las manos.

<u>Radiculopatía cervical</u>: Esta afección consiste en la irritación o compresión de las raíces nerviosas de la columna cervical, lo que a menudo provoca dolor o debilidad en el brazo. La tracción cervical puede proporcionar alivio.

<u>Espondilosis cervical</u>: También conocida como artrosis cervical, esta afección implica la degeneración de las vértebras y los discos cervicales. La tracción puede ayudar a controlar el dolor y mejorar la movilidad.

<u>Tensión muscular y espasmos</u>: La tracción cervical puede ayudar a relajar los músculos del cuello y reducir los espasmos musculares.

La tracción cervical puede administrarse mediante diversos métodos, como la tracción manual realizada por un profesional sanitario, los dispositivos mecánicos o las unidades de tracción a domicilio. Los dispositivos de tracción cervical domésticos están diseñados para ser autoadministrados bajo la supervisión de un profesional sanitario.

Estos dispositivos suelen consistir en un arnés o collarín que se coloca alrededor del cuello y se conecta a un peso, presión de aire o sistema mecánico que tira suavemente del cuello, creando una fuerza de estiramiento o descompresión. La duración y la intensidad de la tracción cervical vienen determinadas por el estado del paciente y las recomendaciones del profesional sanitario.

Entre las opciones más seguras de dispositivos de tracción cervical se encuentran los que pueden instalarse cómodamente utilizando una puerta. Conocidos como dispositivos de tracción cervical sobre la puerta, son adecuados para su uso tanto en consultas terapéuticas como en casa.

Este tipo de tracción suele consistir en colocar un arnés o un cabestrillo acolchado alrededor de la cabeza y el cuello. A continuación, el arnés se conecta a un sistema formado por una cuerda y una polea, que se coloca sobre una puerta.

En algunos casos, se puede fijar un peso adicional al extremo de la cuerda, o se puede tirar manualmente de ella para crear el efecto de estiramiento en el cuello.

Lo ideal es realizar la terapia de tracción cervical al menos dos veces al día, con una duración aproximada de 5 a 10 minutos por sesión.

Al realizar una tracción cervical, es fundamental actuar con precaución y evitar una fuerza excesiva.

El objetivo es guiar suavemente la cabeza y ayudar a las vértebras cervicales en el proceso de reajuste y realineación.

La constancia es la clave, y es esencial no forzar ni tirar en exceso.

El objetivo principal es favorecer la curación del organismo en lugar de causar daños o lesiones.

La cuarta herramienta

La almohada de madera

La almohada de madera, una herramienta única e innovadora, desempeña un papel fundamental en el tratamiento de la subluxación cervical. A diferencia de los dispositivos de tracción tradicionales, que se basan en fuerzas de tracción, la almohada de madera adopta un enfoque diferente. No tira de la cabeza y el cuello, sino que ejerce una presión suave pero intencionada contra las vértebras cervicales, ayudando a restablecer la curvatura cóncava natural de la columna vertebral.

En nuestra vida moderna, caracterizada por largas horas de sedentarismo y posturas de cuello forzadas, esta curvatura natural del cuello puede verse comprometida. La almohada de madera actúa como remedio, ayudando a las personas a recuperar esta alineación esencial. Sin embargo, es importante tener en cuenta que la experiencia inicial con una almohada de madera no siempre es del todo cómoda.

La primera vez que apoye el cuello y la cabeza sobre la almohada de madera, es posible que experimente una sensación de incomodidad o leve malestar. Esta sensación, paradójicamente, sirve como una especie de barómetro de su salud. Indica que antes su cuello no estaba perfectamente alineado, y la molestia es señal de que la almohada de madera está empezando a tratar y rectificar el problema.

Lo ideal es pasar gradualmente a dormir sobre la almohada de madera durante toda la noche. Esta prolongada duración de uso permite a la almohada de madera ejercer eficazmente su influencia correctora. Sin embargo, es comprensible que muchas personas no estén acostumbradas inicialmente a la firmeza de una almohada de madera. Por ello, puede resultar más cómodo un enfoque gradual.

Al principio, puede empezar utilizando la almohada de madera durante periodos más cortos, quizá de 10 a 15 minutos cada vez. Este uso a corto plazo sirve como fase introductoria, permitiendo que su cuerpo se adapte al apoyo único proporcionado por la almohada de madera. Con el tiempo, a medida que aumente su nivel de comodidad y su cuerpo se adapte, podrá prolongar la duración de su uso y llegar a dormir con ella toda la noche.

El diseño y la función de la almohada de madera se basan en la comprensión de que la alineación del cuello influye profundamente en la salud general de la columna vertebral. Al aplicar una suave presión sobre las vértebras cervicales, esta almohada favorece el restablecimiento de la curvatura natural del cuello, que puede verse comprometida por nuestros hábitos y estilos de vida modernos.

Los beneficios de utilizar una almohada de madera van más allá de la mera corrección postural. A medida que las vértebras cervicales se realinean gradualmente, las personas pueden experimentar mejoras en diversos aspectos de su bienestar. Muchos usuarios afirman que se reduce el dolor de cuello y espalda, mejora la calidad del sueño y aumenta la sensación de vitalidad y energía.

Vale la pena señalar que, aunque la almohada de madera pueda resultarle poco familiar al principio, su potencial transformador para la salud del cuello y el bienestar general puede ser realmente notable. Al embarcarse en este viaje de realineación de la columna vertebral, recuerde ser paciente consigo mismo y dar a su cuerpo el tiempo que necesita para adaptarse. Las molestias que pueda sentir al principio son un signo positivo de progreso, señal de los cambios positivos que se están produciendo en su cuerpo.

En conclusión, la almohada de madera ofrece una solución única y natural para tratar la subluxación cervical y restaurar la curvatura esencial del cuello. Su suave presión y apoyo pueden mejorar la postura, reducir el dolor y aumentar el bienestar general. Aunque la transición a dormir con una almohada de madera puede requerir cierta paciencia y un ajuste gradual, los beneficios potenciales para su salud y vitalidad la convierten en una valiosa inversión en su bienestar.

Según las enseñanzas de Katsuzo Nishi, la almohada de madera no sólo contribuye al bienestar general del nervio vago, sino que también ofrece beneficios terapéuticos para la salud bucal y tiroidea. Además, puede ayudar a realizar ajustes dentales en los maxilares.

La Quinta Herramienta:

La mesa de inversión

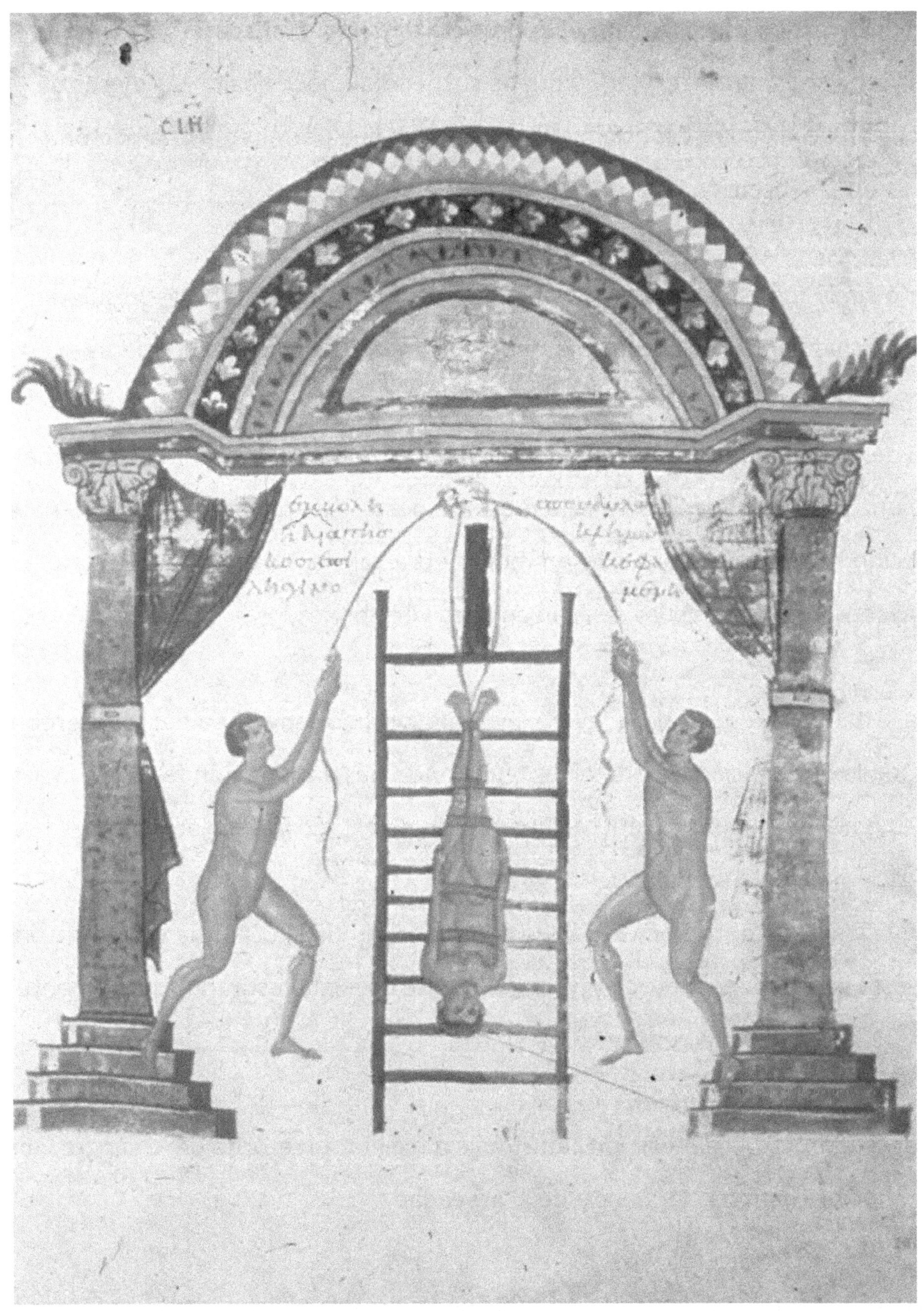

La tabla de inversión ofrece un enfoque opuesto al tradicional aparato de tracción cervical. Con este aparato, el cuerpo queda suspendido boca abajo. Las mesas de inversión son dispositivos especialmente diseñados que permiten a una persona reclinarse en una posición invertida en ángulos ajustables.

El usuario suele tumbarse en una plataforma, mientras que sus tobillos se sujetan firmemente mediante un soporte equipado con un mecanismo de trinquete.

La tabla de inversión funciona según el principio de utilizar la gravedad en su beneficio. Cuando una persona se reclina en esta mesa, su peso corporal ejerce de forma natural una tracción hacia abajo sobre la columna vertebral, aliviando eficazmente las subluxaciones y corrigiendo las desalineaciones vertebrales.

Además, esta fuerza gravitatoria favorece un mayor flujo sanguíneo hacia el cerebro, mejorando la oxigenación de este órgano vital. Además, la inversión favorece la actividad del sistema nervioso parasimpático, fomentando un estado de relajación.

Los beneficios de la tabla de inversión se extienden a toda la columna vertebral, desde el cuello hasta las regiones torácica y lumbar. Esto se consigue estirando suavemente estos segmentos de la columna vertebral.

Además, este proceso de inversión contribuye a facilitar el retorno de la sangre venosa al corazón, aprovechando la influencia de la gravedad.

Para los principiantes en el uso de una tabla de inversión, es aconsejable empezar con un ángulo de inclinación menos pronunciado durante un breve periodo de tiempo, normalmente de 1 a 2 minutos. Poco a poco, a medida que uno se acostumbra a la sensación y los efectos, puede aumentar el ángulo para lograr una inversión completa y permanecer cómodamente en esta posición durante 10 a 15 minutos.

EL ÚLTIMO MÉTODO DE NUESTRA AUTO QUIROPRÁCTICA ES EL MÉTODO DE RESPIRACIÓN HIDA:

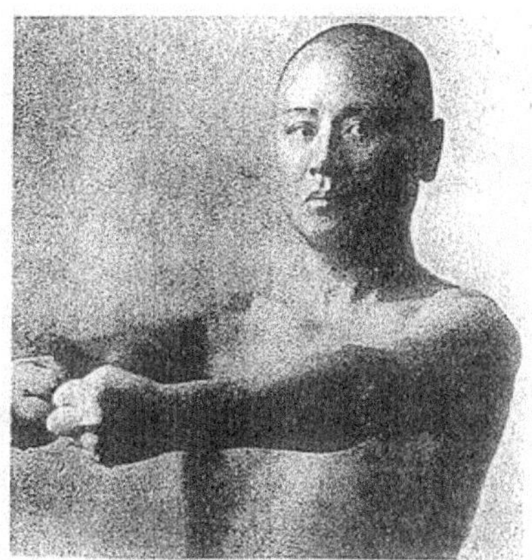

El método respiratorio Hida engloba tanto una técnica respiratoria especializada como un método de corrección postural.

Consiste en tumbarse sobre una superficie firme, normalmente boca arriba, mientras se practica la respiración diafragmática.

Este enfoque tiene un doble propósito, ya que aborda tanto los patrones respiratorios como la alineación activa de la postura corporal.

En esencia, la respiración Hida pretende realinear el centro de gravedad a su posición natural, devolviendo el equilibrio a todo el cuerpo.

Hipermovilidad y pérdida del centro de gravedad :

La pérdida del centro de gravedad es la causa de la mayoría de las enfermedades. De hecho, la NASA puede pagarte 20 000 dólares durante un año si duermes boca abajo para que los científicos puedan estudiar el efecto de la antigravedad en la salud humana. Cuando perdemos el centro de gravedad, perdemos el equilibrio.

La terapia de la cama inclinada ayuda a las personas por su efecto sobre el centro de gravedad y la circulación. Su inventor, Andrew Fletcher, afirma que la estatura de las personas aumentará hasta 2,5 cm haciendo EII.

Ahora puede ver que sólo los osteópatas estudian seriamente este tema.
El ingeniero mecánico e inventor francés Gorgia Knap, que supuestamente inventó la primera motocicleta, escribió un libro sobre la importancia del centro de gravedad en la salud y la enfermedad y que su pérdida es la causa de todas las enfermedades. Inventó una serie de ejercicios para corregir y restaurar un centro de gravedad normal o casi perfecto.

El inventor y físico israelí Moshe Feldenkrais también tenía la misma teoría que Kap e inventó su propio método para corregir la postura y devolver el centro de gravedad a la normalidad.

La mayoría de los animales lo saben por sus instintos naturales. La mayoría de ustedes han visto a perros o gatos o caballos sacudir sus cuerpos rápidamente mediante un rápido movimiento de balanceo a lo largo de las vértebras de la columna para devolver a la normalidad el centro de gravedad.

Y no se trata de una ciencia nueva, médicos antiguos como Avicena o Hipócrates ya lo sabían y escribieron libros en los que mostraban los métodos que utilizaban para corregir la postura, la columna vertebral y el centro de gravedad.

Quizá sea la pérdida del centro de gravedad en Marte lo que ha hecho decir a Elon Musk que cree que la primera colonia humana en el planeta rojo morirá rápidamente. Porque todos los astronautas sufren el efecto de la pérdida de gravedad. Y puede que vivir en torres más altas tampoco sea bueno para la salud.

Harumitsu Hida

Profundicemos en la técnica respiratoria que se le atribuye, pero antes de sumergirnos en el método en sí, hagamos una breve introducción sobre él.

Harumitsu Hida nació el 25 de diciembre de 1883. Su padre, Tatemitsu Kawai, era médico. Cuando tenía seis años, su madre y tres de sus hermanos murieron de enfermedad, y él mismo era muy frágil y enfermizo.

Así es como se describe a sí mismo en sus escritos:

"Fui el octavo hijo de una familia que vivía en circunstancias difíciles. Mi padre ya tenía 50 años cuando nací, y mi madre, al ser mayor, carecía de suficiente leche materna. Era muy delgado, con cara y andares parecidos a los de una niña. Cuando jugaba, otros niños me llevaban a la espalda porque pesaba poco. Los huéspedes de nuestra casa me preguntaban con frecuencia si era una niña. Mis huesos eran delgados y mi piel pálida, seca y sin grasa. Por eso me frotaban a menudo con aceite por todo el cuerpo...

Así era como la muerte parecía acercarse a mí, igual que se había llevado a mis hermanos y hermanas. Cuando tenía seis años, contraje el tifus, que me provocó una neumonía y asma acompañada de una grave diarrea. Con 40 grados de fiebre, estaba tan debilitado que los médicos declararon que mi caso no tenía remedio.

Mi padre, que había perdido un hijo ese mismo año, estaba al borde de la desesperación. Se acercaba el Día de Difuntos. Me dijo: 'Deseo que sobreviva, aunque sólo sea durante estos tres días, para que podamos pasar juntos el Día de los Difuntos'. No morí, pero me quedé literalmente en piel y huesos...

Estuve continuamente enferma durante toda mi infancia y me familiaricé con todo tipo de medicamentos. Mi aparato digestivo era frágil, sufría constantemente migrañas y mareos, y me resfriaba a todas horas. El ámbito de mi vida se limitaba a una cama de enfermo. La imagen de mi infancia es la de un niño con piel y huesos, de pie, triste, encogiendo su miserable cuerpo al viento frío. Qué infancia tan oscura!...

Más tarde, mis compañeros me apodaron "hoja de caña", y yo era incapaz de rebelarme contra un apodo tan humillante. Simplemente tenía que aceptarlo y, cuando me resultaba demasiado doloroso, me escabullía sin que nadie se diera cuenta... Mis bíceps no eran más gruesos que mis muñecas, y me avergonzaba de mi cuerpo. Suspiré, pensando que mi cuerpo no podía soportar el menor esfuerzo. Yo era, en efecto, una 'hoja de junco'...".

Decide transformarse :

A los dieciocho años, la conciencia de su desesperada fragilidad le llevó a tomar la decisión de transformar su propio cuerpo.

"Un día, empecé a contemplar mi futuro, mi destino social. Me entró miedo y empecé a hacer autocrítica. Me dije: 'Oye, Harumitsu, ¿qué vas a hacer si eres tan inútil? Un poco de frío, y ya te estás resfriando. Comes un poco, y te duele el estómago, seguido de diarrea. Caminas un poco, y estás cansado. Cuando duermes, sólo tienes pesadillas. ¿Qué sentido tiene vivir así? Qué vida más triste llevas; para lo único que sirves es para alimentar la tierra de tu tumba. '

Este espantoso pensamiento pasó por mi corazón, y un gran torbellino se levantó dentro de mi pecho, oprimido por un sentimiento de inferioridad... En el fondo, deseaba alcanzar una buena salud y un cuerpo robusto, como un sediento desea una bebida. No sólo quería buena salud para evitar la enfermedad; quería volverme fuerte, verdaderamente fuerte, para poder hacer valientemente algo por los demás. Este deseo fue una determinación en la que invertí todo mi ser, permitiéndome finalmente transformar mi cuerpo y mi mente. Fue en abril del año 1900; yo tenía 17 años...

Las plantas crecen como llamas en verano, luego llega el otoño, seguido del invierno, y se retiran bajo la nieve. Sin embargo, se alegran del regreso del sol cuando llega la primavera. Pero si la nieve cubriera estas plantas durante cuatro o cinco años, todas morirían. ¿No es mi cuerpo similar al de estas plantas, cubierto por la nieve durante demasiado tiempo para poder revivir en primavera? ¿No se ha marchitado por completo mi vitalidad? En ese estado, si hiciera ejercicio, correría el riesgo de destruirme por completo. ¿Qué debo hacer entonces? Bueno, simplemente tengo que morir...

En mi estado, sólo había dos opciones: o gano o muero. El honor de una persona es morir mientras se esfuerza por alcanzar su objetivo. Así fue como di el primer paso...

Creía que tenía que sentar unas bases sólidas para mi empresa. Tenía que entender la estructura del cuerpo humano. Para ello, reuní libros de anatomía y fisiología de la biblioteca de mi padre. Me sumergí en la lectura de estos libros con respeto, como un cristiano lee la Biblia, porque eran obras decisivas para mi existencia en este mundo...

El estudio de las funciones internas del cuerpo, los órganos y las vísceras me impactó profundamente por el misterio de la vida en la naturaleza. Con sorpresa y profunda admiración, tuve que reconocer la creación divina y desarrollé la convicción de que existe una estrecha conexión entre creencia y ciencia. Aprender sobre el metabolismo y la renovación celular me animó especialmente. El cuerpo humano no es como una estatua de piedra o de goma; funciona activamente y es capaz de autorrenovarse. Si las células de las personas sanas se renuevan cada siete años, yo tardaría diez años en salir de mi estado de debilidad. Tardaría quince años en alcanzar un cuerpo normal. Perseverando durante veinte años, invirtiendo mi vida en ello, creía que podría superar el nivel ordinario. En primavera, un ciruelo florecerá aún más fragante si ha soportado un invierno más duro. La emoción de esta decisión me hizo llorar...

Cuando leí la frase: "Un exquisito aroma de flores de ciruelo primaveral se forma precisamente porque ha soportado la severidad del invierno bajo la nieve", me emocioné hasta las lágrimas. Necesitaba paciencia y un esfuerzo sostenido. Mi camino es, sin duda, largo y difícil. Debo llegar a ser como una flor de ciruelo. Paciencia y esfuerzo".

<u>Estudio en solitario</u> :

"Tras mis lecturas sobre anatomía y fisiología, coleccioné todo tipo de libros sobre ejercicios físicos, así como libros de medicina, higiene y fisiología del deporte. Cada vez que encontraba un ejercicio nuevo, lo practicaba inmediatamente y lo contemplaba. La abundancia de prácticas me obligaba a elegir. Debo mencionar que nunca busqué un método personal; únicamente buscaba la forma de salvarme de mi miseria física...

Así que tomé como modelo un cuerpo perfecto: la estructura ósea, los músculos, la forma, los órganos internos y la capacidad atlética. En cierto modo, era ridículo que alguien tan miserable como yo tomara como modelo el cuerpo ideal... Por lo tanto, no me detuve en los métodos comunes que buscaban una eficacia trivial, como la gimnasia simple, la respiración profunda, las abluciones con agua fría y algunos métodos de higiene destinados a un bienestar menor. Mi objetivo era mejorar la calidad y la eficacia de todos estos ejercicios mediante un enfoque sistemático...

Buscaba un método que cumpliera las siguientes condiciones:

- La práctica del método debía ser activa y no pasiva, ya que el objetivo era conseguir un cuerpo fuerte y poderoso.

- El ejercicio debe ser un fin en sí mismo y no una mera preparación para una técnica.

- El ejercicio no debe requerir gastar dinero ni utilizar equipos. La salud debe conseguirse con el único esfuerzo del cuerpo.

- Lo más importante es que el ejercicio no exija una cantidad de tiempo significativa. Si el ejercicio fuera largo, resultaría difícil de realizar a diario y podría provocar una fatiga innecesaria.

Y así, construí mi decisión de embarcarme en este camino de transformación corporal, y cada vez que oía hablar de alguien que se había implicado a fondo para lograr su objetivo, estudiaba sinceramente su enfoque. ¿Cuántas veces me animaron los demás cuando estuve a punto de rendirme? Porque no tenía ninguna certeza de éxito en mi empeño, pero tenía que continuar a pesar del dolor del fracaso...

Cuando leí la traducción de la novela "Montecristo" (de Alejandro Dumas), me conmovió profundamente un prisionero que había pasado siete años cavando un túnel y luego tenía que volver a empezar porque había cavado en la dirección equivocada... Tardaría diez años en tener un cuerpo capaz de escapar a la enfermedad y, al cabo de quince años, tendría un cuerpo normal. Lo conseguiré, lo conseguiré... Un preso se esfuerza por triunfar en su prisión; yo, al menos, estoy en un mundo libre. ¿Cómo no voy a intentarlo?

Cada vez que le pedía a mi padre un libro nuevo, me lo compraba sin preguntarme por mi objetivo. Simplemente se alegraba de verme estudiosa. En casa, durante mis ejercicios abdominales y de fortalecimiento muscular, me caía, golpeaba el suelo con los pies y las manos, rompía el tatami por varios sitios, desprendía los soportes del suelo, rompía o agujereaba las puertas correderas, y sin embargo mi padre nunca me regañaba. Al contrario, parecía encantado de verme, que siempre había estado tan enfermo, moverme hoy con tanto vigor. ¿Me dejaba hacerlo por amor y compasión hacia un niño huérfano de madre? Mi padre, como mi hermano mayor, me dejaba hacer lo que quisiera. A pesar de mi fragilidad, fue gracias a su amor que pude seguir construyendo mi camino. Cada vez que recuerdo el cariño de mi padre, se me saltan las lágrimas...".

Primer logro

"Nada es tan extraordinario como un acto realizado con determinación vital; la sinceridad última puede tocar el cielo. He conseguido alcanzar mi primer objetivo.

Porque mi salud mejoró rápidamente. El color de mi piel cambió. Mis brazos, que eran delgados como palos, se adornaron con imponentes músculos, y mis hombros se ensancharon. Me sentía muy bien en mi propia piel. Mi rostro reflejaba vitalidad; mis ojos estaban vivos, mi nariz y mi boca tensas y llenas de fuerza. ¿Dónde estaba la sombra del niño enfermizo del pasado? Sin embargo, sólo habían pasado dos años desde que empecé, pensando que tardaría más de diez en conseguir un cuerpo normal..."

Tras nuestra breve introducción a Harumitsu Hida, profundicemos en su potente técnica de respiración, conocida como "Método de Respiración en Postura Normal". Este método es refrescantemente sencillo, aunque requiere adoptar una posición supina sobre un suelo rígido. El propósito de esta elección es facilitar la corrección de la alineación de la columna vertebral.

En esta posición reclinada, se inicia la práctica con una inhalación deliberada, haciendo hincapié en la expansión del abdomen y la activación del diafragma. Al exhalar, deja que el vientre se desinfle de forma natural.

Es fundamental mantener un ritmo constante, con cada inhalación de un mínimo de 4 segundos y cada exhalación de entre 5 y 6 segundos.
Lo ideal es practicar esta rutina entre 10 y 20 minutos, una o dos veces al día.

Los beneficios de esta potente técnica son múltiples: aumenta significativamente la capacidad pulmonar y constituye un excelente ejercicio para refrescar nuestra función pulmonar.

Además, este método sirve para restablecer el sistema nervioso autónomo, refuerza la inmunidad, alinea la columna vertebral, facilita la digestión y favorece la claridad mental. En esencia, este ejercicio constituye la piedra angular del Método de Salud Hida.